LES NOCES D'OR

SCIENTIFIQUES

DE JOSEPH BONJEAN

PHARMACIEN A CHAMBÉRY

1886

MES NOCES D'OR

Au déclin de ma longue et laborieuse carrière, j'ai voulu réunir en un faisceau les travaux qui m'ont occupé pendant **cinquante ans,** et que j'appelle **MES NOCES D'OR.** Ce Mémoire est destiné à perpétuer dans ma famille l'exemple d'une vie bien remplie, et à démontrer ce que peuvent à la fois la conduite, l'amour de la science et du progrès.

La Pharmacie Bonjean existe depuis plus de QUATRE SIÈCLES. Je suis le DOUZIÈME *pharmacien de père en fils du même nom,* regrettant, malgré quatre fils, de voir s'éteindre en moi une aussi ancienne et aussi honorable généalogie. Chacune des patentes de mes aïeux porte en titre :

PHARMACIEN ET BOURGEOIS DE LA VILLE DE CHAMBÉRY.

L'aïeul du sénateur Bonjean, de si regrettée mémoire, a quitté Chambéry, sa ville natale, il y a près de cent ans, pour aller résider à Vienne (Isère), où existent encore aujourd'hui plusieurs membres de cette famille, nos parents de loin.

Je suis né à Chambéry le *onze septembre mil huit cent-dix*, et j'ai été baptisé le *quatorze septembre mil huit cent douze*, à Aix-les-Bains, où j'ai eu l'insigne honneur d'avoir pour marraine une femme chérie de tous les Français, l'IMPÉRATRICE JOSÉPHINE, dont mon père s'honorait d'être le botaniste. Mon parrain fut son chevalier d'honneur, M. André de Beaumont, baron de l'Empire, membre de la Légion d'honneur, grand cordon des Ordres de Bavière et de Baden.

J'ai été reçu pharmacien à l'Université secondaire de Chambéry, le 30 août 1837. Je serai donc, en 1887, patenté depuis un demi-siècle.

Chambéry, 1er mars 1886.

Joseph BONJEAN.

PREMIÈRE PARTIE

PUBLICATIONS DIVERSES

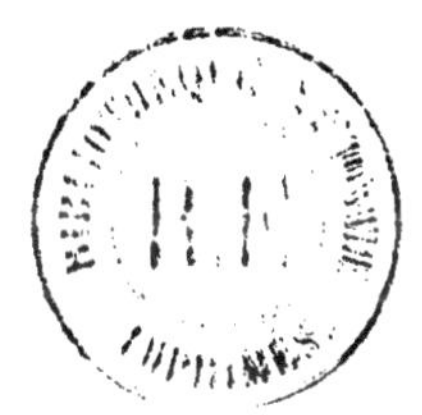

1re SÉRIE

EAUX MINÉRALES DE LA SAVOIE

AIX-LES-BAINS

1. — Travaux analytiques sur les sources dites de *soufre* et d'*alun*, imprimés dans le *Bulletin des Eaux d'Aix*, du docteur Constant Despine fils, en **1836**

Il y a donc CINQUANTE ANS que j'ai publié ce premier ouvrage. Ce sont

MES NOCES D'OR

2. — Analyse chimique de ces sources minérales, sels, dépôts, gaz, etc. Un volume in-8° de plus de 300 pages, avec gravures. Cet ouvrage comprend en même temps une méthode nouvelle d'analyse pour les eaux de ce genre, qui a été suivie pendant bien des années par les principaux chimistes en France, en Italie, au Brésil, en Suisse, etc 1838

Un extrait de 55 pages a été imprimé, dans la 3e série (1839) des *Annales des Mines de Paris*, et rédigé par le Comité de publication.

Ensuite d'un rapport favorable de l'Académie de médecine de Paris, et par décision du 28 février 1846, M. le Ministre de l'agriculture et du commerce a fait acheter cinquante volumes de cet ouvrage pour les bibliothèques de son département.

3. — Mémoire sur la présence, dans ces eaux, de l'iode que j'ai, le premier, fait connaître. Brochure in-8°........ 1841

EAUX SULFUREUSES DE CHALLES

4. — *Iode* et *brome* extraits de ces eaux à l'état de *métal* pour l'iode, et de *bromure d'argent* pour le brome. Mémoire présenté à l'Académie des sciences de Savoie, et imprimé dans ses *Annales* 1842

5. — *Recherches chimiques, physiologiques et médicales* sur ces *Eaux*, les plus sulfureuses connues. Brochure in-8° reproduite en entier dans la *Revue des Eaux minérales de la France et de l'étranger*, et par extrait dans toutes les publications ultérieures sur ces eaux remarquables, auxquelles publications il n'a rien été ajouté de réellement utile depuis l'apparition de ma brochure 1842

SOURCES DE LA MAURIENNE

6. — *Analyse des tufs* et dépôts de celles de ces sources qui passent pour donner le goître aux personnes qui en font journellement usage. Mémoire provoqué par le si regretté cardinal Billiet, présenté à l'Académie des sciences de Savoie qu'il présidait alors, et imprimé dans ses *Annales*..... 1847

SOURCES DE MARLIOZ

7. — Les premiers essais d'analyse que j'ai faits de ces eaux sulfureuses figurent déjà dans mon ouvrage sur les eaux d'Aix (n° 2, 1838). Douze ans plus tard, j'en publiai l'analyse complète, dont les résultats provoquèrent les premiers captages, et plus tard l'érection d'un superbe établissement thermal, d'une grande importance pour la ville d'Aix, par le nombre des malades qui s'y rendent chaque année. Brochure in-8° avec planches.......................... 1850

8. — *Dosage de l'iode et du brome* contenu dans les eaux d'Aix et de Marlioz. Brochure in-8°................ 1855

9. — Seconde édition, sept ans après, augmentée d'un chapitre sur les *salles d'inhalation froide, gazeuse*, nouvellement créées, à l'instar d'Allevard, où l'éminent Dr Niepce père en a fait le premier l'application. Brochure in-8° avec planches.......................... 1857

10. — *Eaux d'Aix et de Marlioz*, dosage du volume de ces eaux. Mémoire lu à la Section des sciences médicales du 24me *Congrès scientifique de France*, tenu à Grenoble... 1857

11. — *Guide de l'étranger à Aix et à Marlioz*. Brochure in-8° avec gravures.......................... 1862

INAUGURATION DES SALLES D'INHALATION

SOURCE-BONJEAN

Le 3 août 1857, M. Barthélemi Billet, propriétaire des sources, du château et du domaine de Marlioz, voulut inaugurer d'une manière grandiose les nouvelles ressources thérapeutiques dont il venait de doter le pays.

Voici le compte-rendu que la *Gazette de Savoie* et le *Courrier des Alpes*, des 5 et 6 août 1857, ont fait de la journée du 3 :

Une fête charmante, une fête de famille a eu lieu lundi, 3 août, à Marlioz, près d'Aix-les-Bains, chez M. Billet, propriétaire des sources renommées qui portent ce nom, pour inaugurer une *salle d'inhalation gazeuse froide*, et une *source nouvelle* qui l'alimente ; elle a eu lieu au milieu d'un immense concours d'habitants du pays et de presque tous les étrangers actuellement de séjour à Aix. L'intelligent et patriotique propriétaire de ces sources, représenté par son frère, avoué à Chambéry, son mandataire général, n'avait rien négligé pour rendre cette fête magnifique. Bénédiction religieuse, discours, banquet, bal champêtre, illumination, feux d'artifice, tout a été organisé d'une manière admirable et a parfaitement réussi. Des détonations de boîtes, alternant avec la musique du 5e régiment d'infanterie, venue tout exprès de Chambéry, annoncèrent successivement l'arrivée de MM. les chevaliers Magenta et Dupraz, commandeurs de l'Ordre royal des SS. Maurice et Lazare ; le premier, intendant général (préfet) à Chambéry et président de la commission administrative des bains d'Aix ; le second, ex-intendant général et commissaire royal de ces bains ; de M. le curé d'Aix ; du syndic (maire) et du corps médical de cette ville ; enfin de nombreux invités nationaux et étrangers, parmi lesquels on remarquait nos principales autorités et notre éminent compatriote, le docteur Caffe.

A cinq heures, tout le monde étant présent, on s'est rendu dans la salle d'inhalation, où M. le curé, assisté de son vicaire, a procédé à la cérémonie religieuse. Dans une touchante improvisation, ce vénérable pasteur a fait ressortir, avec délicatesse et opportunité, les avantages pour les baigneurs et les malades de ces nouveaux éléments de guérison ; il a rendu un juste hommage aux autorités, au corps médical et aux savants, qui ont manifesté un zèle ardent pour rendre la médication par les eaux d'Aix et de ses environs de plus en plus efficace et populaire, et il a donné de justes éloges à M. Billet, qui n'a rien négligé pour aider à la puissance médicale des sources de Marlioz.

DISCOURS DE M. LE COMMISSAIRE ROYAL

Dans une allocution pleine d'à-propos et remarquable surtout par les justes considérations émises sur les progrès de la science et les efforts de ceux qui lui consacrent leurs veilles pour fixer la valeur thérapeutique d'une eau minérale, M. l'intendant Dupraz a démontré combien il était juste de récompenser les hommes qui ont bien mérité de leur patrie ; puis se rendant l'écho fidèle de toutes les personnes compétentes, ce digne fonctionnaire a voulu donner un témoignage public d'honneur et de sympathie à celui de nos concitoyens qui a le plus fait pour propager, par des travaux chimiques remarquables, la connaissance des principales sources minérales de notre pays, surtout d'Aix-les-Bains, et qui, le premier, a fait l'analyse des sources de Marlioz, qui lui doivent en grande partie leur réputation. En conséquence, M. le commissaire royal a proposé de donner à la source nouvelle le nom de **Source-Bonjean,** afin de perpétuer à la fois, par cet éclatant hommage, et la reconnaissance du pays et le nom de celui qui a su s'en rendre digne.

Cette proposition a été accueillie par l'assemblée avec de nombreuses marques d'approbation et de sympathie, accordées à notre laborieux et infatigable chimiste.

Après cette improvisation, M. le chevalier Magenta, qui avait sanctionné le choix du parrain de la nouvelle source, s'est exprimé en ces termes :

DISCOURS DE M. L'INTENDANT GÉNÉRAL

MESSIEURS,

Un chef d'administration placé par le gouvernement à la tête d'un pays pour en surveiller les intérêts, est toujours heureux chaque fois qu'il est appelé à constater les progrès et l'état florissant d'une richesse naturelle quelconque qui doit déverser le bien-être dans le pays qu'il dirige. Mon bonheur est aussi grand que véritable, Messieurs, de me trouver au milieu de vous pour assister à l'inauguration de la troisième source des eaux de Marlioz. Les deux premières, la *source d'Esculape* et la *source Adélaïde*, inaugurées déjà en 1850, à peine livrées aux baigneurs, jouirent immédiatement d'une grande vogue, et leur emploi augmenta chaque jour, étant un adjuvant précieux pour les eaux d'Aix. La *Salle d'inhalation gazeuse froide* que nous inaugurons aujourd'hui, Messieurs, manque à Aix, où l'on ne peut établir que des salles d'inhalation de vapeur chaude. Elle est donc appelée à un succès incontestable.

Qu'il me soit permis de rendre un juste hommage aux travaux immenses et aux recherches profondes de l'illustre chimiste BONJEAN, dont Chambéry s'honore à juste titre. Ses savantes analyses chimiques, les nombreux ouvrages qu'il a publiés, nous ont fait connaître les richesses minérales des eaux de Marlioz, et déjà une de ces sources porterait son nom, si sa modestie ne s'y était refusée.

Payons aussi un juste tribut d'éloges à l'honorable citoyen qui n'a reculé devant aucune dépense, et a engagé des capitaux considérables pour doter son pays d'un établissement plein d'avenir, et la science d'un puissant moyen thérapeutique.

M. Berthier, alors président de la Commission médicale d'Aix pour 1857, et M. Billet, représentant son frère, propriétaire des sources, ont également pris la parole.

Toute la réunion s'est ensuite rendue sous les arbres séculaires qui se trouvent devant le château de Marlioz. En cet endroit, admirable par sa situation élevée et son ombrage, un splendide banquet de cinquante couverts avait été préparé, auquel ont pris part toutes les autorités présentes à cette fête, ainsi que de nombreux invités de Chambéry et d'Aix-les-Bains. Un goût exquis avait présidé au service de la table, et, pendant toute la durée du repas, les détonations des boîtes et les joyeuses symphonies de la musique militaire annonçaient au loin, aux baigneurs de la cité, l'inauguration d'un nouveau moyen de guérison.

Au dessert, des toasts ont été portés : au roi Victor-Emmanuel II, par M. le commissaire royal ; à M. l'intendant général de Chambéry, par M. Brachet, syndic d'Aix ; et à M. Bonjean, par M. le baron Constant Despine, médecin de l'Établissement thermal, qui s'est exprimé en ces termes :

Permettez-moi, Messieurs, de rappeler ici que, déjà en 1850, lors de l'inauguration des deux premières sources de Marlioz, que nous proclamions les amies plutôt que les rivales de l'établissement royal des bains d'Aix dont le gouvernement nous confiait la direction médicale, nous proposions de donner le nom de BONJEAN à l'une de ces deux sources, par reconnaissance pour ses nombreuses et importantes recherches sur les eaux minérales de notre pays.

Le modeste chimiste refusa !

Dès lors, à la suite de ces travaux scientifiques si variés et si utiles, la France, la Sardaigne, la Russie, l'Angleterre, la Suède, le Brésil même conférèrent à notre compatriote des titres et des honneurs bien mérités, et qui justifient mieux encore l'espèce d'ovation dont il est en ce jour l'objet.

Comme ancien administrateur de la ville d'Aix et de ses thermes, nous avons pu apprécier, Messieurs, tout ce qu'il a fallu à M. Bonjean de persévérance et de courage civique pour lutter contre l'esprit de parti et les tracasseries de toute sorte qui entravent trop souvent les hommes utiles dans leur marche de progrès, et dont il a su triompher pour faire le bien.

Nous applaudissons donc doublement au nouvel honneur que notre premier magistrat vient de lui décerner, et nous vous proposons d'ajouter aux santés qui nous sont chères, et que nous venons de porter, celle de notre éminent chimiste savoisien, M. le commandeur Joseph Bonjean.

Tous ces toasts, fortement applaudis par tous les assistants, ont été accueillis avec les marques de la plus vive sympathie.

Dès six heures du soir, des omnibus, partant d'Aix toutes les dix minutes, amenèrent une foule de baigneurs accourus pour prendre part à la fête.

Rien ne saurait rendre l'aspect vraiment féerique que présentaient les diverses promenades de cette riche habitation, et ses prairies animées par les milliers de personnes, de tout rang et de tout âge, venues d'Aix-les-Bains et des environs. Rien n'était plus beau et plus pittoresque que ce magnifique point de vue, éclairé par une brillante illumination et les lueurs fantastiques d'un superbe feu d'artifice. Des danses animées, qui se sont prolongées jusqu'à minuit, ont terminé cette journée, dont les invités et les étrangers conserveront longtemps le souvenir.

2me SÉRIE

TRAVAUX SUR L'ERGOT DE SEIGLE

12. — *Histoire chimique, toxicologique et médicale de l'Ergot de seigle.* Mémoire couronné en 1841 par la Société de pharmacie de Paris, qui avait mis ce sujet au concours. Brochure in-8°.. 1842

13. — *Ergotisme convulsif et gangreneux*, causé par du pain contenant du seigle ergoté. Deux Mémoires présentés à l'Académie des sciences de Paris, et imprimés aux pages 199 et 1367 des *Comptes-rendus* de l'année, faits entièrement nouveaux.. 1844

J'ai communiqué plus tard, à mon gouvernement, les moyens de prévenir ces accidents ; ils ont été adoptés d'abord dans les États Sardes, ensuite d'un rapport du Conseil supérieur de santé militaire, de Turin, puis en France, après une communication par moi faite à la Société centrale d'agriculture de Paris, dont j'ai l'honneur d'être, depuis 1851, le correspondant pour la Savoie.

14. — *Traité théorique et pratique de l'Ergot de seigle, envisagé dans ses rapports avec la chimie, l'histoire naturelle, la toxicologie et la médecine pratique.* Un volume in-8° de plus de 300 pages, avec planches coloriées............... 1845

Tous les auteurs qui ont écrit depuis sur ce sujet se sont appuyés sur mes travaux en me citant.

Le ministre de l'agriculture et du commerce de France m'en a fait acheter cinquante exemplaires pour les bibliothèques de son département.

Le 7 décembre 1864, je recevais du secrétaire perpétuel de l'Académie de médecine la lettre suivante :

J'ai l'honneur de vous prévenir que l'Académie impériale de médecine tiendra sa séance publique annuelle mardi prochain, 13 décembre courant, à trois heures précises ; je vous invite, au nom de l'Académie, à vouloir bien y assister pour entendre annoncer la *mention honorable* qu'elle a accordée, au concours du prix Itard, à votre *Traité de l'Ergot de seigle*. Je saisis avec empressement cette occasion de vous offrir mes félicitations particulières, et de vous témoigner tout l'intérêt que l'Académie prend à vos travaux et à vos succès.

ERGOTINE

La découverte de l'*Ergotine*, base de ce travail, constitue le moyen le plus efficace d'arrêter les hémorragies tant *artérielles* que veineuses. Elle est inscrite dans le *Codex officiel sarde* de 1853, ainsi que dans le tarif des médicaments du royaume ; dans les pharmacopées officielles de la Belgique, de la Suisse, de l'Allemagne, de l'Autriche, etc.

15. — *Action de l'Ergotine dans les hémorragies tant artérielles que veineuses*, — Artères palmaire et radicale chez l'homme, artères carotides, caudales et temporales sur des chevaux et des moutons. Divers Mémoires communiqués à l'Académie des sciences de Paris, et imprimés dans ses *Comptes-rendus* de 1845, 1846 et 1847.......... 1847

16. — *Gangrène de la face dorsale du pied et de la jambe guérie par l'Ergotine*. — Observation du docteur Petrequin, chirurgien-major de l'Hôtel-Dieu de Lyon, communiquée à l'Académie des sciences de Paris, et imprimée dans les *Comptes-rendus* de l'année.......................... ... 1854

17. — *Coup de feu à la figure d'un brigadier des spahis ; Hémorragie menaçant la vie du malade, et que, seule, l'Ergotine a pu arrêter*. — Observation du docteur Bonnet, chirurgien en chef des hôpitaux de Lyon, communiquée à l'Académie des sciences de Paris, et imprimée dans ses *Comptes-rendus*. 1854

18. — *Ergotine employée chez les blessés de Crimée.* — Mémoire adressé à M. le ministre de la guerre de France, le 2 mai 1854, avec des indications inédites pour préparer extemporanément ce produit sur les champs de bataille, et ses modes d'emploi 1854

19. — *Ergotine chez les malades et les blessés de l'armée d'Orient.* — Mémoire communiqué, le 30 mars 1855, à l'Académie de médecine de Paris. Brochure in-8° 1855

20. — *Emploi médical de l'Ergotine, tant à l'intérieur qu'à l'extérieur ;* doses, formules et modes d'emploi. Maladies que ce remède peut combattre plus avantageusement que tout autre connu. Brochure in-8° 1856

21. — *Modifications apportées par l'Ergotine à l'action irritante du perchlorure de fer.* — Expériences, suivies d'un plein succès, entreprises sur des chevaux à la caserne de cavalerie, sous la direction de M. Ughetti, vétérinaire en chef. Brochure in-8° 1856

22. — *Ergotine chez les malades et les blessés de l'armée du Rhin, comme hémostatique et anti-putride. Diminution du chiffre de la mortalité chez les amputés.* — Rapports de divers Corps savants. Expériences sur des animaux, observations sur l'homme. Diarrhées épidémiques des camps, affections cholériformes. Brochure in-8° 1870

Cette brochure a été exclusivement faite pour la circonstance, envoyée à toutes les ambulances dont je pouvais connaître le siège. J'adressai en outre une provision de flacons d'*Ergotine-Bonjean* à la *Société des secours aux blessés*, à Paris, dont le président, M. le comte de Flavigny, m'a remercié par sa lettre du 30 octobre 1870.

Diminution du chiffre des morts chez les amputés.

Un fait affligeant auquel la science cherche depuis longtemps un remède, c'est l'étonnante mortalité qui frappe les amputés de certains hôpitaux, surtout des grandes villes, où, par suite de résorption purulente, le chiffre des morts atteint et dépasse même quelquefois les *trois quarts* des opérés.

L'*Ergotine* apporte dans ces cas une notable diminution.

Le Corps médical de Bordeaux, guidé par les résultats obtenus de l'emploi de l'Ergotine dans les plaies et blessures, eut l'idée de l'administrer à *l'intérieur* chez les amputés. Les chirurgiens en chef des hôpitaux de cette grande ville en prescrivent deux à trois grammes par jour, en dissolution dans un peu d'eau, dès le jour de l'opération et pendant quinze à vingt jours. M. le docteur et professeur Denucet, chirurgien en chef de l'hôpital Saint-André, me dit à ce sujet à mon passage à Bordeaux, le 25 novembre 1868 :

Depuis un an que nous employons l'*Ergotine-Bonjean*, nous avons obtenus des résultats inattendus. Le chiffre de la mortalité de nos amputés, qui était auparavant de *soixante à soixante-quinze pour cent*, EST TOMBÉ A VINGT POUR CENT. J'ai envoyé, il y a quelque mois, une note dans ce sens à un journal de médecine et de chirurgie de Paris.

J'adressai moi-même, de Bordeaux, à l'Académie des sciences de Paris, avec l'autorisation de cet éminent praticien, une note dont un extrait a été publié dans le n° du 30 du même mois de ses *Comptes-rendus*, et renvoyée à la commission déjà chargée, *depuis plus de quarante ans*, de l'examen de mes précédentes et nombreuses communications sur l'*Ergotine*.

Disparition des cas de gangrène.

Avant la découverte de l'Ergotine, l'ergot de seigle n'avait qu'un débouché très restreint ; aussi le paysan, n'en pouvant tirer parti, le laissait dans le bon grain dont il se nourrissait. De là ces nombreux et terribles accidents de gangrène qui ont désolé, pendant des siècles, les pays producteurs du seigle, et surtout la Sologne, le Blaisois, l'Orléannais, etc. Ces accidents ont complètement disparu depuis la découverte de l'Ergotine, pour la préparation de laquelle on emploie des quantités considérables de seigle ergoté, que l'agriculteur a soin de trier pour le vendre à un prix qui varie de 300 à 500 fr. et plus les cent kilogr.

En 1826, quelques droguistes de Paris ayant demandé au gouvernement la permission de faire venir de l'ergot de seigle de l'Allemagne, l'Académie royale de médecine, consultée par le ministre, répondit :

Que cette substance ne manquait pas en France qui en produit au-delà des besoins de la médecine, et qu'il y aurait peut-être de l'inconvénient d'en admettre une trop grande quantité ; en sorte que l'entrée de ce médicament fut refusée. (*Arch. générales de médecine*, X, 629.)

La découverte de l'Ergotine dont l'emploi illimité nécessite une quantité d'ergot qui s'accroît chaque jour, a déterminé le gouvernement français à abroger cette ordonnance, et l'introduction de l'Ergot est maintenant permise, moyennant un droit de 35 fr. par cent kilogr. (*Tarif général des douanes françaises*, 1844, article *Céréales*.)

En résumé, le problème que j'ai résolu en découvrant et isolant l'Ergotine dans l'ergot de seigle, ne comprend pas seulement une question de médecine, il se rattache en outre à une question de salubrité publique du plus haut intérêt. Puis il a eu pour conséquence secondaire de faire complètetement disparaître ces terribles cas de gangrène qui, pendant si longtemps, ont fait tant de victimes.

A. — Opinion de divers Corps savants sur l'Ergotine.

Dans un Mémoire plein d'intérêt présenté, en 1852, à l'Académie des sciences de Paris, sur l'action comparative des divers liquides hémostatiques connus, le docteur *Sédillot*, alors professeur à la Faculté de médecine de Strasbourg, place la solution d'Ergotine au *premier rang* parmi les liquides hémostatiques *qui ne coagulent pas le sang*.

B. — *Académie royale des sciences de Stokholm.* — Sur la proposition de son illustre secrétaire perpétuel, le baron de Berzélius, cette Académie nomma une commission pour étudier l'action de l'Ergotine sur l'homme et les animaux. Après deux ans d'études, le docteur Retzius, médecin du Roi et rapporteur de la commission, lut un rapport dont voici les conclusions qui me furent transmises par M. de Berzélius: *L'Ergotine est le plus puissant remède que possède la médecine contre les hémorragies des vaisseaux tant artériels que veineux.* Quelques temps après, Sa Majesté daignait me décorer du *Mérite civil de Suède*, en m'en faisant transmettre les insignes.

C. — *Académie des sciences de Paris.* — Dans une discussion qui eut lieu au sein de ce Corps savant, au sujet de mes expériences sur l'action de l'Ergotine dans les hémorragies *externes*, le docteur Flourens, secrétaire perpétuel, prononçait les paroles suivantes :

Ce qui mérite de fixer l'attention sur l'action de l'Ergotine dans les blessures artérielles, c'est le fait de l'arrêt du sang dans les vaisseaux divisés, sans qu'il y ait oblitération de leur calibre. *C'est là la chose neuve et réellement importante* des communications de M. Bonjean. (*Comptes-rendus* du 27 avril 1846.)

D. — *Académie royale de médecine de Turin.* — Ce Corps savant fit entreprendre de son côté, en 1845 et 1846, des expériences du même genre dans le théâtre anatomique de cette Faculté, par une commission composée des docteurs et professeurs de Michelis, Sacchero, et Malinverni rapporteur. Après une discussion à laquelle prirent part, avec les membres les plus éminents de l'Académie, les professeurs Riberi, Girola, Bertini, Battaglia, etc., les conclusions suivantes furent adoptées dans la séance du 22 janvier 1847 :

1° L'Ergotine est un moyen hémostatique très propre à arrêter l'hémorragie artérielle, *même des gros vaisseaux*, en conservant leur perméabilité ;

2° Des expériences démontrent que l'on peut obtenir la cicatrisation des artères, et cela sans qu'il en résulte nécessairement l'occlusion du canal, comme les anciens le pensaient généralement, et comme le pensent encore aujourd'hui beaucoup de praticiens.

Emploi de l'Ergotine chez les blessés de la guerre.

E. — Le 23 février 1855, le président du Conseil de santé militaire de Turin m'adressait une lettre d'où j'extrais ce qui suit :

Appréciant dignement l'efficacité de votre découverte, l'Ergotine, employée tant à l'intérieur qu'à l'extérieur dans les hémorragies, les blessures d'armes à feu et d'instrument tranchant, le Conseil s'est empressé d'en faire faire une suffisante provision pour en fournir le corps d'armée destiné à l'expédition d'Orient.

F. — Angleterre. — Par sa dépêche du 4 juin 1855, S. Exc. sir Hudson, ambassadeur anglais à Turin, m'écrivait :

D'ordre de S. Exc. lord Clarandon, ministre des affaires étrangères de S. M. la Reine, je m'empresse de vous donner l'agréable nouvelle que votre *Mémoire sur l'emploi de l'Ergotine chez les malades et les blessés de l'armée d'Orient* (n° 19), ayant été soumis à l'examen d'une commission médicale, il en est résulté un rapport favorable, ensuite duquel le gouvernement de Sa Majesté a décidé que l'emploi de ce remède aurait lieu dans les hôpitaux de campagne, en Crimée, et que le directeur général du département médical de l'armée avait reçu ordre de se pourvoir auprès de vous de toute l'Ergotine nécessaire.

G. — Russie. — Par sa lettre du 13 août 1854, le comte de Pinabel, consul général de Russie, à Gênes, m'écrivait :

Je me fais un devoir et un plaisir de vous annoncer que S. M. l'Empereur de Russie, mon auguste maître, sur le rapport qui lui a été fait au sujet de l'action de l'*Ergotine* dans les blessures, a ordonné d'accepter le Mémoire que vous avez bien voulu transmettre à son gouvernement. Et, d'ordre de Sa Majesté, j'ai en même temps l'honneur de vous prier de nous adresser au plus tôt de nouvelles indications les plus détaillées sur tout ce qui concerne l'emploi et la préparation de ce remède, qui est d'un si grand secours pour nos blessés. Dans l'espoir d'une réponse favorable, agréez, etc.

Ayant satisfait à ce désir de l'Empereur, je reçus du même consul, le 23 novembre 1854, une dépêche ainsi conçue :

S. M. l'Empereur, voulant vous récompenser de votre découverte *l'Ergotine* qui a été si utile à nos blessés, a daigné vous nommer COMMANDEUR *de son Ordre Impérial de Sainte-Anne*, et je m'empresse de vous en envoyer la croix et le brevet. J'ai en même temps l'honneur de vous apprendre, de la part de notre ministre des affaires étrangères, *que l'Ergotine avait été surtout utile dans la cure des blessures fraîches et des abcès ouverts, et fort souvent comme remède interne dans les vomissements, crachements de sang,* etc.

H. — FRANCE. — Le maréchal Vaillant, alors ministre de la guerre, à qui j'avais envoyé le même Mémoire qu'aux gouvernements dont il vient d'être question, m'adresse, le 2 mai 1855, une lettre débutant par des remercîments d'usage, et finissant par cette phrase :

Le Conseil supérieur de santé militaire, que j'ai consulté, ne peut autoriser que l'usage des remèdes officiellement approuvés par l'une des deux Facultés de Paris ; l'*Ergotine*, malgré les nombreuses observations publiées, n'ayant point encore été l'objet de cette formalité, ne peut être utilisée en France dans les hôpitaux de guerre.

Mettons en regard de ce verdict du Conseil supérieur de santé militaire de France, celui du Conseil supérieur de santé militaire de Turin (D), ainsi que les résultats obtenus en Suède (B) et en Russie (G) ; on ne pourra que regretter que, faute de formalités tout au plus nécessaires en la circonstance, nos héroïques blessés français n'aient pu profiter d'un remède dont l'emploi a été reconnu si utile par d'autres gouvernements.

3me SÉRIE

HYGIÈNE PUBLIQUE

23. — *Empoisonnement d'une famille par un sel de cuivre, suivi de considérations médico-légales.* Mémoire publié dans le *Journal de Chimie médicale*, et reproduit dans plusieurs autres journaux de médecine. . . . . 1841.

24. — *Epizooties de la race bovine, moyens de les prévenir et d'en arrêter la marche.* Travail provoqué par la Chambre d'agriculture et de commerce de Chambéry, et imprimé par décision du ministre de l'intérieur sarde, en date du 27 septembre 1845. — Brochure in-8° . . . . 1845.

25. — *Maladie des Pommes de terre en 1845.* Histoire générale, avec planches coloriées. Un vol. in-8° de 300 p.. 1846.

J'ai le premier démontré à l'époque, *en m'en nourrissant moi-même*, que les pommes de terre *malades*, tachées de noir, ne sont un aliment dangereux ni pour l'homme, ni pour les animaux, qu'elles sont très bonnes pour la reproduction si elles conservent des *yeux sains*, et qu'elles peuvent toujours être converties en bonne fécule, puis en eau-de-vie, etc. Ces faits importants, publiés alors dans un grand nombre de journaux italiens, français et autres, ont décidé bien des municipalités à faire cesser de jeter à l'eau les tubercules altérés, dont l'industrie a su dès lors tirer un utile parti d'après les procédés que j'ai fait connaître et décrit dans cet ouvrage.

1° Il a été couronné par la Société de médecine de Gand (Belgique), qui avait mis ce sujet au concours en 1847.

2° S. M. le roi Charles-Albert m'a fait remettre 900 fr. sur les fonds destinés aux sciences.

3° Le ministre de l'agriculture et du commerce de France m'en a fait acheter, en 1846, cinquante exemplaires pour les bibliothèques de son département.

4° Le ministre de l'intérieur Sarde m'en a fait également acheter cinquante exemplaires, qu'il a adressés aux intendants (préfets) du royaume, accompagnés d'une circulaire en date du 4 avril 1846, dans laquelle il leur recommandait cette publication comme un modèle à suivre.

5° Quatre cents exemplaires environ ont été achetés par les communes de la Savoie, sur la recommandation écrite de leurs intendants respectifs.

Panification du riz, de la rave et de la betterave.

26. — En 1846, 1855 et 1858, j'ai publié sur ce sujet plusieurs Mémoires présentés, le 19 février 1854, à l'Académie royale de Savoie, et, le 22 du même mois, à la Société centrale d'agriculture de France. Brochure in-8° 1855

Par le mélange de la rave et de la betterave avec les farines de froment, de seigle, de blé noir, de fèves et de maïs, j'obtenais un pain relativement moins cher, plus beau, mieux levé et meilleur que le pain fait avec ces mêmes farines sans raves ni betteraves.

J'ai fait particulièrement l'application de ce système au pain du soldat, en y ajoutant du riz dans des proportions avec un mode d'opérer qui me sont propres. Le pain en devient plus beau, mieux levé et plus nourrissant, donnant une économie de *7 à 10 pour cent*, avec l'immense avantage de se conserver *frais, mangeable, pendant au moins trois semaines.* Ces faits ont été confirmés par des expériences faites, sous ma direction, assisté du Commissaire des guerres (intendant militaire), à la manutention militaire de Chambéry, par ordre du ministre de la guerre, général de La Marmora. 1858

Un pain de ce genre, d'après les hommes du métier, offre, entre autres, les avantages suivants :

1° Diminution du nombre des manutentions militaires;

2° Son transport au loin en temps de guerre;

3° La suppression, en bonne partie, dans les traversées, de la *galette* si préjudiciable à la santé des marins;

4° Une économie de *sept pour cent* au minimum. Quel bénéfice réalisé par an sur 4 à 500 mille soldats, tout en les nourrissant mieux!

Sous l'Empire, par l'entremise du général Mollard, mon compatriote et ami de ma famille, j'ai offert au ministre de la guerre de renouveller sous ses yeux, à mes frais (voyage et séjour), une fabrication de pain selon mon système. Son comité, consulté, s'y est énergiquement refusé!

Maladie du raisin.

27. — Rapport provoqué par le ministre de l'agriculture et du commerce qui, par sa lettre du 21 décembre 1849, m'adressa de vifs remercîments à ce sujet............ 1846

28. — La maladie reparut plus forte et plus générale en 1851. Je publiais alors deux Mémoires successifs dans les journaux de Lyon, à la demande du maire, lesquels furent ensuite reproduits dans un grand nombre de journaux français, italiens, belges, etc. Comme je l'avais fait pour les pommes de terre (25), j'ai prouvé, *en m'en nourrissant*, que le raisin malade complètement recouvert du duvet soyeux qui en était le caractère, pouvait être mangé *sans inconvénient*, et que le vin en provenant *ne présentait aucune différence sensible* avec le vin des mêmes raisins non malades, ce dont j'ai donné la preuve en adressant à la Société centrale d'agriculture de France une bouteille de vin fait avec des raisins malades. Ces résultats furent communiqués par le maire de Lyon à M. le ministre de l'agriculture, qui les rendit publics.

La maladie sévissait dans le département du Rhône, et les autorités locales défendaient la vendange des raisins malades, qui fut vite permise après les publications dont j'ai précédemment parlé.

En témoignage de satisfaction pour les services rendus à ce sujet, M. Terme, en sa qualité de maire de Lyon, me fit l'insigne honneur d'une réception officielle dans un dîner à la mairie, le 8 novembre 1851, auquel il avait invité les principales notabilités médicales et scientifiques, et où j'occupais une des places d'honneur, conjointement avec M. Seringe, professeur et directeur du Jardin botanique, et mon ami M. Guillermond, pharmacien à Lyon, qui avaient pris part à mes expériences.

Pluie d'insectes.

29. — Une véritable pluie d'insectes s'étant abattue à Saint-Pierre d'Albigny (Savoie), dont les terres environnantes en étaient recouvertes de plusieurs centimètres, M. l'intendant général Mercier, qui a occupé plus tard la présidence de la Cour de cassation, me chargea, par lettre du 25 juillet 1850, conjointement avec M. Genin, naturaliste, d'aller étudier le phénomène sur les lieux, et de lui en faire un rapport qui fut imprimé dans les journaux de la Savoie 1850

30. — *Mémoire sur la rage*, imprimé dans le *Journal de la Société de médecine de Neufchâtel* (voir au n° 69 un volume sur ce sujet)..................................... 1860

31. — Le Choléra. — Moyens de le combattre à temps et d'en restreindre l'étendue. Un volume in-8° de 200 pages, comprenant : statistique depuis les temps les plus reculés ; étiologie ; nosogénie ; traitement ; mesures générales ; désinfection. Histoire de son apparition en Savoie en 1854 et 1867, nombre des malades et des morts par commune. *Seconde édition*, prix : 2 fr. 50 1867

La première édition, composée de 500 volumes, et parue au début de l'épidémie, a été vendue en *vingt-deux jours*. Le préfet de Constantine m'en fit acheter 50 exemplaires ; toutes les communes infestées s'en approvisionnaient.

Préparation éthérée connue sous le nom de Élixir de Santé,
où l'Éther a pu être FIXÉ *pour la première fois.*

32. — C'est en 1854 que j'ai créé cette liqueur éthérée, ayant pour base l'Éther combiné au sucre dans des appareils clos, de mon invention, uni à des substances végétales légèrement excitantes, formant ce qu'on appelle les ***stimulants diffusibles***. L'Éther y est tellement combiné, qu'il ne s'évapore qu'en partie après une ébulition de la liqueur prolongée pendant deux heures.

Les formules, procédés de fabrication et nature des appareils ont été communiqués, dès le début, à l'Académie de médecine et, plus tard, à l'Académie des sciences de Paris. Brochure in-8° 1855

L'Élixir de Santé est un excellent stomachique, doué de vertus à la fois toniques et antispasmodiques; il a pour action de donner du ton aux intestins, de faciliter la digestion et ***d'entretenir cette importante fonction dans un état régulier***. Il exerce, dans les affections nerveuses si variées de l'estomac et des intestins, une action ***qu'aucun autre moyen connu ne saurait produire à un si haut degré***. (Rapports de divers médecins).

« C'est, d'après le docteur Jarrin, qui l'a expérimenté le premier, un remède précieux, puisqu'il a la propriété de tonifier sans produire d'irritation, et de calmer le système nerveux en maintenant et activant les fonctions digestives. »

Approuvé par la direction du service de santé de Gênes, l'*Élixir de Santé*, ensuite d'un rapport du Conseil de santé militaire de Turin, a été prescrit dans les départements de Gênes, Naples et Ancône, par décision du ministre de la marine, en date du 22 décembre 1861.

Le Conseil de santé de Genève, sur un rapport favorable, en a admis la libre circulation en Suisse.

Cette préparation n'est pas seulement utile dans les affections nerveuses de l'appareil digestif, si communes de nos jours, elle produit, en outre, en temps d'épidémie cholérique, des résultats qui l'ont rendue populaire, surtout dans le midi de la France, et chez quelques nations étrangères, principalement les Antilles françaises. Pour démontrer, dans ces cas, l'importance de cet *Élixir de Santé*, je me bornerai à reproduire ici quelques rapports officiels qui l'ont constatée :

Mairie de Toulon. — C'est par suite d'un oubli que vous daignerez excuser, que je ne vous ai point encore remercié de l'envoi charitable que vous avez bien voulu nous faire d'une caisse de votre *Élixir de Santé*. La mort de mon secrétaire général, et le désordre qui s'en est suivi au plus fort de l'épidémie, nous ont fait commettre involontairement un oubli qui pourrait paraître un acte d'ingratitude.

J'ai distribué votre Élixir à l'hôpital, aux ambulances et aux personnes qui m'entouraient. De tous côtés il m'est revenu qu'employé à temps et avec discernement, il produit les plus heureux effets. C'est certainement, selon l'avis général, l'un des meilleurs préservatifs contre les atteintes du choléra. (Audemar, maire, 12 novembre 1865.)

Gouverneur de la Guadeloupe. — Vous trouverez sous ce pli un titre émanant de M. Walther, médecin en chef de la marine, chef du service médical à la Guadeloupe, qui constate que votre *Élixir de Santé* a toujours produit de bons effets dans quelques cas de choléra et de diarrhée. Il me reste, Monsieur, à vous remercier, au nom de la colonie, du désintéressement et du louable dévouement dont vous avez fait preuve, en venant, par le don d'une caisse de votre *Élixir de Santé*, au secours de notre malheureuse population décimée par un terrible fléau. (Signé : Desmaret, gouverneur.)

Voici le rapport du médecin susdésigné :

Nous, médecin en chef de la marine à la Basse-Terre (Guadeloupe), certifions avoir employé plusieurs fois, avec succès, l'*Élixir de Santé* dont M. Bonjean, pharmacien à Chambéry, s'était empressé d'adresser une caisse à l'administration de la Guadeloupe en raison de l'épidémie cholérique, mais seulement dans le cas de diarrhée séreuse avec atonie du tube digestif, et dans quelques cholérines, il a toujours produit de bons effets. (Signé : Ch. Walther.)

Algérie. — Le médecin-major soussigné certifie avoir retiré les plus grands avantages de l'*Élixir de Santé* de M. Bonjean, de Chambéry, dans les diarrhées, embarras gastriques et vomissements. Un grand nombre de chasseurs ont dû à cet *Élixir* la conservation de leur santé pendant les étés très chauds de 1875 et 1876 passés au Mansourat. (Signé : Docteur LETELLIER, médecin-major du 3e chasseurs d'Afrique, à Constantine.)

Corps expéditionnaire du Tonkin. — En juillet 1883, répondant à l'appel fait aux Français de France par M. le ministre de la marine, ce dernier a bien voulu accepter une caisse de cent flacons d'*Élixir de Santé* qui a été dirigée au Tonkin pour les malades et blessés militaires. Par sa dépêche du 24 juillet 1884, M. le ministre de la marine m'adressait le rapport suivant :

L'*Élixir-Bonjean,* envoyé par le port de Toulon et consommé dans les hôpitaux du Tonkin, a rendu des services très réels, soit comme cordial simple, soit comme tonique diffusible.

D'un emploi facile, agréable au goût, et volontiers accepté par les malades, cet Élixir nous a été utile dans les cas de collapsus, d'algidité commençante, de faiblesse générale, d'adynamie ; toutes les fois, en un mot, qu'il s'est présenté l'indication de relever les forces et de déterminer une excitation générale énergique. (Signé : Docteur REY, médecin en chef du service de santé. Hanoï, le 24 mai 1884.)

Mal de mer. — Rapport du professeur *Angelo Bò*, directeur de la santé maritime, à Gênes, grand officier de l'Ordre royal des Saints Maurice et Lazare, officier de la Légion d'honneur, député au Parlement, etc.

L'*Élixir-Bonjean* a été par moi longuement essayé et administré dans les deux années (1855-1856) pendant lesquelles a régné, dans la Ligurie, le choléra asiatique.

Il est inutile que je répète ici tout ce que j'ai déjà dit sur l'efficacité de ce remède dans les débuts de l'invasion du fléau. *Je le crois toujours le meilleur préservatif que la science ait fourni de nos temps pour empêcher le développement de cette maladie fatale et l'étouffer à sa naissance.*

En dehors des cas de choléra, j'ai conseillé cet *Élixir* contre le *mal de mer* comme un excellent moyen d'éviter cette indisposition fréquemment grave. Je dois avouer les heureux résultats obtenus dans cette circonstance par l'usage de cette boisson, *alors qu'aucun autre moyen ne pouvait réussir*, prise à la dose d'une cuillerée aux premiers signes de nausée et avant que le vomissement se soit complètement déclaré. Je citerai l'exemple d'une jeune dame qui, à peine en mer et déjà dans le port, commençait à souffrir. Au moyen de l'Élixir de M. Bonjean, que je lui avait prescrit, elle put aller et venir de Gênes à Livourne sans avoir éprouvé la plus légère indisposition pendant le voyage. A son retour, elle vint me remercier, me disant qu'elle avait pu manger à bord d'un très bon appétit, ce qui lui avait paru un miracle. (Signé: Docteur Bô, 28 novembre 1858.)

En 1867, le docteur Ernest Quétand, alors médecin de 2e classe de la marine, major du transport l'*Ariège* (1), a relaté à M. le ministre de la marine, dans son rapport de fin de campagne à la côte occidentale de l'Afrique, les heureux effets de l'*Élixir de Santé* qu'il avait constaté contre le mal de mer:

Dès que les premiers symptômes se font sentir, dit M. Quétand, dès qu'apparaissent la pâleur de la face, les baillements, les nausées, les vertiges, j'administre une cuillerée à bouche de cet *Élixir*.

Le malade ressent aussitôt un soulagement général, une détente se produit dans tout son organisme qui s'était contracté sous l'influence du mal; je le fais alors coucher, il ne tarde pas à s'assoupir, même à dormir.

L'Élixir de Santé a donc cet immense avantage de conjurer souvent d'une manière complète les accidents du mal de mer; et, quand il ne peut y parvenir, que l'assétude ne peut s'établir chez le malade, il a encore le privilège de soulager, toujours en atténuant de beaucoup les souffrances, les angoisses de cette cruelle maladie. Il rend ainsi possible une longue traversée sur mer pour des personnes sujettes irrévocablement à cette naupathie.

J'ajouterai que j'ai eu à me féliciter aussi de l'emploi de cet *Élixir* dans toutes les gastralgies rebelles, les gastrites alcooliques des pays chauds; il a toujours calmé très promptement les spasmes les plus douloureux, je le prescris quelquefois, dans ces cas, dans un verre d'eau sucrée.

De même, les coliques violentes qui surviennent fréquemment dans

(1) Aujourd'hui médecin principal, professeur agrégé et chevalier de la Légion d'honneur.

le cours des diarrhées atoniques des pays chauds, ont toujours cédé à l'action d'une à deux cuillerées de cette liqueur.

Je citerai encore deux cas de coliques végétales, où je n'ai pu calmer les douleurs excessives de l'abdomen et des articulations que par l'emploi, à petit intervalle, de ce médicament. (Signé : Docteur QUÉTAND.)

Vomissement nerveux. — Dans un cas analogue, MM. les docteurs Jarrin, ancien médecin principal d'armée, et Dénarié, médecin de l'Hôtel-Dieu de Chambéry, sont ainsi parvenus, *par ce seul moyen*, à faire subitement cesser, chez un enfant de cinq ans (aujourd'hui un beau jeune homme), appartenant à une des familles les plus illustres de la Savoie (de Maistre), un vomissement spasmodique qui avait résisté aux traitements les plus énergiques, et donnait, depuis 24 heures, par sa fréquence, les plus sérieuses inquiétudes.

Voici, d'après les médecins, qui en ont fait depuis longtemps usage, les cas dans lesquels l'*Élixir de Santé* peut être surtout utile :

Indigestions, digestions difficiles.
Faiblesses et crampes d'estomac.
Gastrites alcooliques des pays chauds.
Étouffements nerveux causés par une digestion difficile.
Coliques végétales des pays chauds.
Pneumatose, ou formation de gaz intestinaux donnant souvent lieu aux coliques venteuses.
Asthme, les violentes quintes de toux et d'oppression pénibles qui en sont les symptômes.
Diarrhée.
Cholérine.
Mal de mer.
Migraines tenant à une mauvaise digestion.
Vomissements nerveux et bilieux, et vomissements habituels chez les femmes enceintes.
Fièvre jaune, dans la période des vomissements et des évacuations cholériques.
Convalescence à la suite du choléra, des fièvres intermittentes, paludéennes et rhumatismales, etc., pour aider l'estomac à reprendre ses fonctions.

4me SÉRIE

SCIENCES DIVERSES

33. — *Acide sulfurique* produit directement par l'action des vapeurs sulfureuses des Bains d'Aix sur des métaux. Réaction obtenue pour la première fois par moi (1).... 1837

34. — *Analyse du fruit de Baobad* (Adansonia digitata), imprimée dans le *Journal de Chimie médicale* de Paris.. 1837

35. — *Proto-chlorure de mercure.* Action, sur ce sel, des chlorures alcalins dans l'économie.................. 1840

36. — *Alumine* découverte dans les os et les muscles de certains animaux................................ 1841

37. — *Plomb, mercure et arsenic* retrouvés dans les urines des malades soumis à l'action de ces corps........... 1841

38. — *Iode dans les eaux minérales.* — Nouveau procédé, le plus sensible de tous, pour reconnaître ce métalloïde. Mémoire présenté à l'Académie des sciences de Paris, et imprimé dans ses *Annales*........................ 1843

39. — *Acide prussique.* — Empoisonnement par cet acide qui peut, d'après mes propres expériences sur des animaux, se produit spontanément dans des corps où il n'en a pas été mis, tandis que sa présence peut échapper à l'analyse d'animaux morts par ce poison. Brochure in-8°, contenant des faits chimiques et toxicologiques, avec des considérations médico-légales sur ce genre d'empoisonnement............. 1843

(1) Tous les travaux de cette série, dont l'impression n'est pas indiquée ont été adressés à des Sociétés savantes, et consignés en tout ou en partie, dans leurs Mémoires.

40. — *Arsenic*. — Expériences chimiques et toxicologiques concernant l'action de ce poison sur les moutons..... 1843

41. — *Digitale*.— Essais chimiques et toxicologiques relatifs à l'action de cette plante sur certains animaux. Brochure in-8° reproduite dans le *Journal des Sciences médicales de Turin*, numéros de juillet 1843 1843

42. — *Kermès minéral*. — Nouveau procédé pour le retrouver en cas d'empoisonnement...................... 1844

43. — *Extraits pharmaceutiques*. — Travaux pratiques sur leur préparation, imprimés dans le *Journal de chimie médicale* de Paris 1844

44. — *Aconit et noix vomique*. — Expériences faites sur des animaux pour déterminer, sur eux, l'action de ces substances vénéneuses.................................... 1844

45. — *Empoisonnement par l'acétate de morphine*. — Brochure in-8°, reproduite dans le *Journal des sciences médicales de Turin*, numéro de juillet 1844................... 1844

46. — *Arsenic*. — Sa présence, dans les urines, *un mois* après son administration à l'intérieur. Notice imprimée dans l'*Echo français*, de Paris, relative à l'affaire *Lacoste*, accusée d'empoisonnement sur son mari, et acquittée........ 1844

47. — *Peuplier d'Italie*. — Cause du desssèchement prématuré de ses feuilles dans quelques parties des États sardes. Mémoire communiqué à l'Académie des sciences de Paris, et imprimé dans ses *Comptes-rendus* 1846

48. — *Coup de foudre*, tombée sur l'église de St-Thibaud de Couz, près Chambéry, le 14 juin 1846. Des phénomènes remarquables se sont produits sous l'influence de la foudre, et j'ai pu le premier constater la présence du soufre sur les métaux foudroyés. Brochure in-8° 1846

49. — *Coton poudre*. — Ses divers modes de préparation; sa coloration pour ne pas le confondre avec le coton ordinaire; sa force balistique, expériences entreprises à la caserne de cavalerie, conjointement avec le lieutenant d'artillerie, M. Petiti, devenu plus tard général, puis ministre de la guerre. Plusieurs Mémoires publiés dans divers journaux.. 1846-47

50. — *Minerais asphaltiques de Chavaroche et de Cusy*, en Savoie. Analyses faites sur la demande de la municipalité de Chambéry pour le choix de l'asphalte destiné aux trottoirs de la ville.. 1847

51. — *Ardoises de Savoie.* — Mémoire historique et chimique sur la valeur comparative des diverses carrières du pays, celles de *Cevins* occupant le premier rang. Broch. in-8°. 1847

52. — *Teintures alcooliques.* — Mémoire chimique et physiologique, contenant plus de cent expériences, dont un grand nombre sur moi et sur des animaux. Les procédés que j'ai indiqués ont été, pour une bonne part, adoptés dans le Codex français. Mémoire présenté à l'Académie royale de médecine de Turin, qui, par décision en date du 21 novembre 1851, a été traduit en italien et imprimé en entier (72 pages) dans les *Annales* de ce Corps savant. Brochure in-8°....... 1852

53. — *Les Tables tournantes* ou *les Miracles du 19e siècle.* — Histoire du phénomène, dès son origine ; moyens d'opérer ; faits remarquables constatés à l'époque, etc. Un volume in-8° de près de 300 pages, avec planches................ 1853

54. — *Du Sang, considéré dans ses rapports avec la chimie légale.* Caractères qui le distinguent de tout autre corps. Mémoire reproduit dans la *Revue médicale française et étrangère*, numéro de janvier 1858. Brochure petit in-8° ... 1857

55. — *Benzoate et silicate de soude.* — Procédé de préparations fournis par moi le premier; leur composition. Leur action physiologique sur les urines chargées d'acide urique qu'ils dissolvent facilement. Mémoire imprimé dans les *Annales de la Société de médecine de Gand* de 1860, ensuite d'un rapport favorable. Brochure in-8°........................ 1860

56. — *Concours agricole de Chambéry en 1860.* Compte-rendu de tout le concours, rapports, prix décernés. Un volume in-8°.. 1860

57. -- *Minéraux utiles de la Savoie.* — Collection, préparée par moi à la requête de la Chambre de commerce, et envoyée à l'Exposition universelle de Londres de 1862. Brochure in-8°.. 1862

58. — *La Savoie agricole, industrielle et manufacturière.* — Ouvrage destiné à faire connaître les produits de la Savoie annexée à la France. Comprenant : animaux de ferme ; vins ; sources minérales ; minerais de fer, de plomb argentifère de Pesey, d'Argentine, des Sarrasins ; cuivres simples et argentifères, rendement général ; métaux divers. Marbres divers ; ciments, ardoises, ocres, etc. Tourbe ; lignites de Sonnaz, etc. Bitumes et asphaltes de Seyssel ; exploitation. Soie, laine et coton ; filatures de soie ; étoffes de soie ; gaze de Chambéry ; soieries de Faverges et de Rumilly. Filature de coton ; filature et tissus de laine. Hauts-fourneaux de Randens, Argentine et Épierre ; fonderie de Crans, d'Alberteville, du Bocage (Chambéry) ; clouterie, horlogerie de Cluses ; poëliers ; meubles en fer. Papeteries ; meubles rustiques ; sculpture ; chapellerie ; bougies stéariques et savons ; tanneries ; ganterie ; brasseries, etc. Un volume in-8° de 186 pages, dont les ministres de l'agriculture et du commerce (30 juillet 1863), et de l'instruction publique (18 septembre 1860), ont fait acheter chacun cinquante exemplaires pour les bibliothèques de leurs départements.

Un extrait de cet ouvrage a été publié dans le journal la *Patrie*, de Paris, numéros des 23 et 24 octobre........ 1863

Le lait devant les tribunaux.

59. — On appelle *galactomètre* l'instrument dont on se sert pour apprécier si l'on a ajouté de l'eau au lait. Or cet instrument peut être une source d'erreurs, comme je l'ai démontré. Il peut, en effet, indiquer de l'eau dans du lait pur de tout mélange, comme il peut n'en pas constater la présence dans du lait auquel on en a réellement ajouté par fraude. Voici comment j'ai été mis sur la voie de cette observation.

M. Br..., négociant à Chambéry, poursuivi pour avoir fait vendre du lait dans lequel le commissaire de police prétendait avoir reconnu une addition de 25 °/₀ d'eau, m'apporte un échantillon de ce lait pour le faire analyser. Mon *galactomètre* y accuse, en effet, *un quart d'eau*. Le négociant, dont je connaissais l'honnêteté, affirme que son lait est pur de tout mélange. Pour me mettre à même de vérifier son assertion, et de lui faire ensuite un rapport, pour lui servir au besoin, je l'engage à m'amener ses vaches.

Le lendemain matin, M. Br. me présente deux vaches, que je fais traire *devant moi*. Essayés tout chauds, ces laits, d'après l'instrument, indiquent : l'un 25 0/0, et l'autre, 50 0/0 d'eau !

Mais comme le lait chaud, essayé immédiatement après la traite, contient beaucoup d'air qui le rend plus léger, j'ai soumis ces deux laits à un nouvel essai douze heures après leur refroidissement. L'instrument n'accusait plus alors *que la moitié de l'eau* de la veille, c'est-à-dire 12 1/2 0/0 dans l'un et 25 0/0 dans l'autre. Ces résultats n'ont plus varié par des essais répétés douze heures plus tard encore.

Evidemment, ici le pèse lait est en défaut, ou tout au moins les appréciations dont il est l'objet de la part de l'autorité sont complètement erronées.

Ce travail fut présenté par moi à la Société centrale d'agriculture de Chambéry le 3 juin 1865, et communiqué ensuite à l'Académie des sciences de Paris........... 1865

J'en adressai une copie à M. le ministre de l'agriculture, qui la renvoya au Comité d'hygiène pour avoir son avis. Les conclusions du rapport de ce Comité motivèrent la publication, dans le *Moniteur officiel* d'abord et ensuite dans les principaux journaux de Paris, d'un article ainsi conçu :

Par décision de M. le préfet de police, rendu conformément à l'avis du Comité d'hygiène, les préposés à l'inspection devront renoncer à l'emploi des appareils usités jusqu'à ce jour pour apprécier la pauvreté du lait. Les densimètres ont été reconnus impropres à fournir les éléments d'une appréciation exacte ; c'est l'analyse seule qui devra désormais être consultée pour déterminer juridiquement la proportion d'eau contenue dans un lait donné.

Malgré cette ordonnance *officielle,* on continue chaque jour en France à condamner pour de prétendues fraudes du lait essayé par des instruments *officiellement reconnus impropres à ce but !*

Je soutiens *qu'aucun instrument, pas plus que l'analyse,* ne ne sauraient permettre d'affirmer *juridiquement* si de l'eau a été *ajoutée* à du lait. Pourquoi l'ordonnance du préfet de police, basée sur l'avis compétent du Conseil d'hygiène de Paris, n'est-elle pas respectée et suivie?

60. — *Catalogue des produits de la Savoie* envoyés à l'Exposition universelle de Paris, par le Comité départemental. J'en ai réuni tous les matériaux, classés par ordre de leur nature, et dressé le catalogue 1867

Cette collection a paru si intéressante que le ministre de l'instruction publique a prié M. le préfet de la lui abandonner pour l'École des mines ; ce qui a été accordé.

61. — *Percée des Alpes.* — Comprenant : le but de l'œuvre ; ses auteurs ; mort de Sommeiller ; projets de loi ; commencement des travaux à Modane ; air comprimé ; compresseurs ; perforatrices ; poudre brûlée ; mèche employée ; dernière brèche faite le 25 décembre 1870, les premiers travaux ayant commencé en 1858 ; morts et blessés pendant la durée des travaux ; explosion de la poudrière ; prix de l'œuvre ; inauguration par une fête splendide le 17 septembre 1871, dîner, toasts, etc. Brochure in-8°, 4e édition, prix : 1 fr. 25... 1871

62 à **68**. — *Société centrale d'agriculture de la Savoie.* — Promoteur de cette Société, en 1857, avec le regretté Fleury-Lacoste qui en fut longtemps le président, pendant que je remplissais les fonctions de secrétaire perpétuel. En dix ans, j'ai publié *six* volumes sur les travaux de cette Société, et, pendant ces dix ans, j'ai publié chaque mois un *Bulletin* de 16 à 24 pages, dont je rendais chaque fois compte dans un journal du pays............................ 1857 à 1865

Monographie de la rage.

69. — Un volume in-8° de 250 pages, prix : 3 fr. 50. Matières traitées : but de l'ouvrage ; antiquité de la rage ; moyen d'en restreindre les ravages ; chiffre annuel des chiens mordus ; origine de la contagion ; espèces d'animaux enragés ; siège des blessures ; mode de propagation ; incubation ; rage spontanée ; symptômes précurseurs ; symptômes de la rage déclarée ; nature de la maladie chez l'homme, la race bovine et la race canine ; viande et lait d'animaux morts de la rage ; moyens préventifs ; moyens mystiques ; recettes populaires ; remède de Balmonnet, de Lucey (Savoie) ; traitement ; cautérisation et moyen d'opérer ; plaies venimeuses d'abeilles, de serpents, de mouches charbonneuses, etc. Des chiens en fourrière ; leur mise à mort dans les principales nations, etc., etc 1878

Cet ouvrage, présenté au Conseil général de la Savoie, a été l'objet du rapport suivant de M. le baron de Tours, membre de ce Conseil, et conseiller à la Cour d'appel, dans sa séance du 24 avril 1879 :

M. Bonjean, pharmacien en cette ville, et chimiste distingué, a adressé à M. le Président du Conseil général, pour être communiqués à cette assemblée, quelques exemplaires de l'ouvrage qu'il vient de publier sur la maladie de la rage. M. Bonjean exprime le désir, qu'après vérification de son utilité, l'acquisition de cet ouvrage soit recommandée à MM. les Maires des communes du département.

Votre 4ᵉ Commission a lu avec le plus grand intérêt la MONOGRAPHIE DE LA RAGE. Elle y a trouvé, à côté d'un résumé complet des diverses méthodes préventives et curatives de cette terrible maladie et de savantes appréciations, des conseils et des prescriptions très pratiques et faciles à suivre, même par les personnes étrangères aux notions médicales ; à ce dernier titre surtout, l'ouvrage est d'une utilité incontestable pour nos populations rurales, auprès desquelles il vulgariserait notamment les notions hygiéniques propre à protéger leur santé et leur vie.

Nous n'hésitons donc pas à vous proposer d'adhérer à la demande de M. Bonjean, et de recommander l'ouvrage à toute la sollicitude de M. le Préfet et de MM. les Inspecteurs de l'instruction primaire, afin que l'acquisition en soit faite pour les bibliothèques scolaires, surtout dans les communes rurales. — *Vote :* Les conclusions de ce rapport sont adoptées.

Le rapport qui précède est une confirmation de l'appréciation qui a été faite de mon ouvrage par un grand nombre de journaux de médecine ; je me borne à citer quelques passages extraits du *Monde Thermal*, de Paris, numéro du 17 avril 1879.

Dans cette étude très complète et d'une remarquable lucidité, le lecteur trouvera les résultats précis et clairs de tout ce qui a été écrit jusqu'à ce jour pour essayer de combattre la rage. L'auteur s'y livre aussi à de hautes et savantes appréciations scientifiques ; en un mot, M. Bonjean a traité de main de maître cette grave et intéressante question, et cela dans un but absolument humanitaire.

Nous ne saurions trop recommander la lecture de l'ouvrage de l'honorable chimiste de Chambéry, car cette œuvre est de celles qui ont leur place marquée dans toutes les bibliothèques publiques et privées des villes et des campagnes.

Cet ouvrage peut éviter de grands malheurs ; il signale le danger et peut le conjurer quelques fois. Voilà pourquoi, pour les médecins, les prêtres, les instituteurs, les philanthropes, la MONOGRAPHIE DE LA RAGE est un livre précieux et indispensable.

Les vœux émis pas le Conseil général dans le rapport qui précède, n'a guère intéressé les autorités à qui il recommandait la propagation de ce livre, car *pas un volume* ne m'a été demandé. Sur le conseil du préfet d'alors, j'adressai par deux fois, à un mois de distance, à tous les maires de nos deux départements (642), une circulaire comprenant, avec le rapport du Conseil général, la table de l'ouvrage, offrant de leur faire tenir *franco*, pour 2 fr. 25 c., le volume de 3 fr. 50.

Après le premier envoi, la circulaire m'a valu la demande d'*un* volume, et de *six* après le second envoi ! Les deux envois faits à 642 maires ! ! !

Comme consolation, cet ouvrage a été l'objet des récompenses suivantes :

1° *Société protectrice des animaux* (Paris), une MÉDAILLE DE BRONZE avec ces inscriptions : d'un côté, à *Joseph Bonjean*, sur l'autre face, *pour sa Monographie de la rage* (séance publique du 2 juin 1879).

2° *Société protectrice des animaux* (Turin), DIPLÔME D'HONNEUR, en date du 11 mai 1879.

3° *Société protectrice des animaux* (Alger), DIPLÔME D'HONNEUR, en date du 25 avril 1879.

SECONDE PARTIE

5me SÉRIE

SERVICES PUBLICS

Congrès scientifique de France tenu à Lyon en 1841. Nommé secrétaire de la section de chimie 1841

Académie des sciences de Savoie. — Membre effectif depuis 1842 (je suis de beaucoup le plus ancien). Secrétaire-adjoint pendant huit ans, et fait, de 1848 à 1851, fonction de secrétaire perpétuel pour le titulaire, Léon Menabrea, en mission. 1842

L'Académie ayant, en 1854, à proposer au gouvernement un de ses membres pour la décoration des Saints Maurice et Lazare, je fus désigné, à l'unanimité, par la Commission chargée de présenter les titres des candidats à cet honneur.

Chambre de commerce. — Membre, depuis 1842, sous le régime Sarde, de la *Chambre d'agriculture et du commerce*, renommé depuis l'annexion à la France dans la *Chambre de commerce*, dont je suis aujourd'hui le plus ancien membre. J'ai été chargé de bons nombres de travaux qui figurent dans ses *Annales*, et le secrétaire organisateur de toutes les expositions, nationales et étrangères, provoquées, pendant plus de trente ans, par cette Chambre. J'en préparai les envois et en publiai les *Comptes-rendus* 1842

Pharmacopée italienne. — Par décision ministérielle, en date du 1er novembre 1846, nommé membre du Comité de rédaction pour la future édition du *Codex officiel*..... 1846

Conseil départ. d'hygiène et de salubrité. — Membre depuis sa création (1848) 1848

Jury médical. — Inspecteur des pharmacies pendant près de trente ans . . . . 1839 à 1870

Concours régional de Bourg. — Délégué par la Chambre de commerce pour la représenter à ce concours et faire un rapport, 20 mars 1859 1859

Conseil provincial de santé, pour la province de Chambéry. Nommé membre par décret royal en date du 28 février 1860

Commission d'organisation du prochain concours régional à Chambéry ; arrêté préfectoral du 31 janvier 1863 1863

Tribunal de commerce. — Juge pendant trois ans et président pendant 18 mois . . . . 1869 à 1875

Société des secours aux blessés militaires, à Chambéry; arrêté préfectoral en date du 29 décembre 1870 1870

Conseiller municipal et membre du bureau de bienfaisance de la commune de *Chambéry-le-Vieux* 1873

Commission de distribution des secours aux victimes de l'inondation du 18 janvier 1875, à Chambéry. Arrêté préfectoral en date du 6 février 1875 1875

Commission des inondations, pour divers travaux à exécuter pour mettre la ville de Chambéry à l'abri des inondations des rivières de la Leysse et de l'Albane. Arrêté préfectoral en date du 1er avril 1876

Commission des travaux de défense contre les inondations de Chambéry. Arrêté préfectoral en date du 8 septembre . 1877

Commission de météorologie. Arrêté préfectoral en date du 8 septembre 1882

6me SÉRIE

TITRES ACADÉMIQUES

1838. *Académie royale des sciences de Savoie.* — Membre correspondant : Chambéry.

1838. *Société de pharmacie.* — Membre correspondant : Paris.

1838. *Société de statistique universelle.* — Membre titulaire : Paris.

1839. *Académie royale des sciences.* — Membre correspondant : Turin.

1839. *Société du muséum d'histoire naturelle.* — Membre correspondant : Strasbourg.

1839. *Société Linéenne.* — Membre correspondant : Paris.

1840. *Académie impériale de médecine.* — Membre correspondant : Rio de Janeiro.

1842. *Académie royale des sciences de Savoie.* — Membre titulaire : Chambéry.

1842. *Académie royale de médecine.* — Membre honoraire : Turin.

1842. *Académie impériale et royale des sciences.* — Membre correspondant : Padoue.

1842. *Académie impériale et royale des géorgophiles.* — Membre correspondant : Florence.

1842. *Académie royale des naturalistes.* — Membre correspondant : Naples.

1842. *Société royale de médecine.* — Membre correspondant : Montpellier.

1842. *Société royale d'agriculture et d'histoire naturelle.* — Membre correspondant : Lyon.

1843. *Académie des Arcades.* — Membre honoraire : Rome.

1843. *Société de chimie médicale.* — Membre correspondant : Paris.

1843. *Société de médecine.* — Membre correspondant : Lyon.

1843. *Société de statistique du département de l'Isère.* — Membre correspondant : Grenoble.

1844. *Société d'histoire naturelle de Savoie.* — L'un des fondateurs, conservateur du musée et membre du Comité de publication. Membre titulaire : Chambéry.

1846. *Académie des progressistes de Toscane.* — Membre correspondant : Florence.

1846. *Société de médecine.* — Membre correspondant : Marseille.

1846. *Société helvétique des sciences naturelles.* — Membre effectif : Suisse.

1847. *Société royale de médecine.* — Membre correspondant : Gand (Belgique.)

1848. *Académie royale des sciences.* — Membre correspondant : Toulouse.

1858. *Comité central des artistes.* — Membre titulaire : Paris.

1851. *Société centrale d'agriculture de France.* — Membre correspondant pour la Savoie : Paris.

1855. *Société d'hydrologie médicale de France.* — Membre correspondant : Paris.

1855. *Académie royale d'agriculture.* — Membre correspondant : Turin.

1856. *Institut national genevois.* — Section d'agriculture et d'industrie. Membre correspondant : Genève.

1858. *Société centrale d'agriculture.* — Membre correspondant : Nancy.

1860. *Académie impériale des sciences.* — Membre correspondant : Bordeaux.

1860. *Société d'agriculture, des sciences et arts du Jura.* — Membre correspondant : Poligny.

1867. *Société de prévoyance des pharmaciens de la Seine.* — Membre correspondant : Paris.

1870. *Union pharmaceutique belge.* — Membre correspondant : Bruxelles.

1879. *Société contre l'abus du tabac.* — Membre titulaire : Paris.

1884. *Union artistique de la Savoie.* — Membre titulaire : Chambéry.

1885. *Société d'histoire et d'archéologie de la Savoie.* — Membre titulaire : Chambéry.

7me SÉRIE

DISTINCTIONS HONORIFIQUES

1841. *Médaille d'or* de la Société de pharmacie ; concours de 1840 pour l'Ergot de seigle : Paris.

1846. *Noble Ordre du Christ*, croix de chevalier : Brésil.

1847. *Décoration du Mérite civil de Suède*, ensuite d'un rapport de l'Académie des sciences de Stockholm, sur la proposition de son illustre secrétaire perpétuel, le baron de Berzélius, pour ma découverte de l'*Ergotine* (p. 15. — B).

1854. *Ordre royal des Saints Maurice et Lazare.* — Croix de chevalier : Italie.

1854. *Ordre impérial de Sainte-Anne.* — Croix de commandeur : Russie.

1861. *Ordre royal de la Conception.* — Croix de chevalier : Portugal.

1862. *Officier d'académie :* Paris.

1869. *Ordre royal des Saints Maurice et Lazare.* — Croix d'officier : Italie.

1879. *Société protectrice des animaux*. Médaille de bronze : Paris.

1879. *Société protectrice des animaux*. — Diplôme d'honneur : Italie.

1879. *Société protectrice des animaux*. — Diplôme d'honneur : Alger.

Ces trois dernières distinctions m'ont été accordées pour ma *Monographie de la rage* (n° 69).

Enfin, des médailles d'or, de vermeil et de bronze m'ont été décernées pour des produits de ma maison, dans diverses expositions nationales et étrangères.

PRIX DE VERTU FONDÉ EN 1880

Après plus de quarante ans d'une vie bien remplie, je suis parvenu, par mon travail, à me créer une certaine aisance, aussi ai-je voulu en consacrer une petite part à encourager la conduite et le dévoûment chez nos jeunes filles de la classe ouvrière.

Dans ce but, j'ai affecté un capital de *six mille francs*, dont les intérêts doublés forment la somme de *six cents francs*, qui est donnée, tous les deux ans, à la jeune fille de la classe ouvrière, née et domiciliée à Chambéry, âgée de 18 à 35 ans, qui réunira, à la meilleure conduite, le plus grand dévoûment pour ses père et mère, ou pour sa famille, si elle est orpheline.

Le choix de la plus méritante est fait par une commission composée du maire, de trois conseillers et de moi. Après mon décès, je serai remplacé par le membre le plus proche de ma famille.

Tel est le fond d'une lettre que j'adressai à M. le maire, le 18 mai 1880, priant la municipalité de vouloir bien accepter le patronage de cette œuvre.

Cette lettre fut lue le 24 du même mois au Conseil qui l'accueillit par d'unanimes applaudissements, chargeant M. le maire « de transmettre au généreux bienfaiteur l'expression de ses remercîments. »

Le Conseil a ensuite décidé « que ce prix de vertu recevrait le nom du donateur : — *Fondation de Joseph Bonjean.* »

En publiant ma lettre et la décision du Conseil, la presse locale, sans distinction d'opinions, a bien voulu prêter à cette œuvre bienfaisante un concours élogieux dont je la remercie.

C'est au mois d'août 1880 que ce prix a été, pour la première fois, décerné, sur 16 concurrentes, à Mlle ANNETTE JANIN qui, pendant bien des années, soutint ses vieux parents infirmes avec le seul produit de sa couture à laquelle elle consacrait même des nuits.

Le jour du couronnement (21 août), la façade de l'Hôtel-de-Ville était pavoisée de drapeaux, et la grande salle, où devait avoir lieu la cérémonie, élégamment parée.

Une heure avant la séance, M. le maire alla chercher en voiture Mlle ANNETTE JANIN, accompagnée de ses vieux parents; puis, faisant son entrée dans la salle comble avec les membres de la commission, il donna lecture de son rapport.

Après cette lecture, M. le maire présenta à l'assemblée Mlle ANNETTE JANIN, accompagnée de son père et de sa mère. Son entrée fut accueillie par de longs applaudissements. Je lui remis alors un livret de caisse d'épargne de *six cents francs*, en lui adressant quelques paroles de félicitation.

Cette brave et honnête famille fut ensuite reconduite chez elle en voiture par M. le maire.

Ce prix a ensuite été décerné :

En 1882, à Mlle MARIE-CAROLINE HORTHOLAND, lingère.
En 1884, à Mlle ANTOINETTE CHEVALIER, couturière.

Joseph BONJEAN.

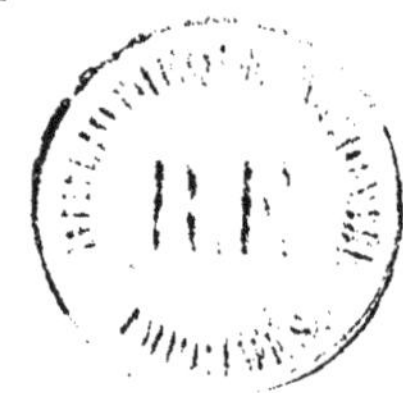

TABLE DES MATIÈRES

PREMIÈRE PARTIE

PUBLICATIONS DIVERSES

SECONDE PARTIE

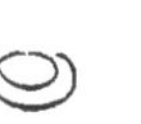

1328. — Chambéry. Imprimerie Savoisienne. — JACQUELIN et Cie.

www.ingramcontent.com/pod-product-compliance
Ingram Content Group UK Ltd.
Pitfield, Milton Keynes, MK11 3LW, UK
UKHW021525260726
13993UKWH00004B/1867

9 782329 412122